LA GOUTTE

LA GOUTTE

RÉSUMÉ SUCCINCT

DES

DIVERSES OPINIONS

ÉMISES

SUR LA GOUTTE

ET DES

MÉTHODES CURATIVES PRÉCONISÉES & SUIVIES DE NOS JOURS ENCORE

NOUVELLE THÉORIE DE LA GOUTTE

EXPOSÉ SOMMAIRE DU NOUVEAU TRAITEMENT SUIVI,
ET DES MOYENS HYGIÉNIQUES ET THÉRAPEUTIQUES EMPLOYÉS POUR OBTENIR
DES GUÉRISONS RADICALES

PAR J. N. S.

PARIS

TYPOGRAPHIE ET LITHOGRAPHIE A. APPERT, PASSAGE DU CAIRE,

1861

LA GOUTTE

RÉSUMÉ SUCCINCT

DES

DIVERSES OPINIONS

ÉMISES

SUR LA GOUTTE

ET DES

MÉTHODES CURATIVES PRÉCONISÉES & SUIVIES DE NOS JOURS ENCORE

Les affections goutteuses sont le résultat des ravages exer-
cés sur divers organes, où des tophus ou concrétions sont
déposés par un agent dont la nature inconnue a échappé à
toutes les investigations philosophiques de l'antiquité, et que
la science, aujourd'hui même, est loin encore d'expliquer
d'une manière satisfaisante. Cependant la chimie a déjà jeté
une vive lumière sur cette question, qui ne tardera peut-être
pas à être complétement éclairée.

On a écrit depuis longtemps sur cette maladie, car elle a
dû, comme toutes celles qui n'ont jamais pu être traitées avec
succès, appeler l'attention des penseurs et des philosophes.
On a préconisé un grand nombre de spécifiques qui ont quelquefois calmé les douleurs atroces qui torturent les malades ;
mais il ne nous est resté que des dissertations dont les études

sur la goutte ne pouvaient retirer aucun fruit, pour arriver à la connaissance de l'agent perturbateur qui a été quelquefois comparé à une divinité infernale que rien ne pouvait apaiser.

La solution de ce grand problème était réservée aux méthodes analytiques de la chimie moderne. Nous devons cependant être juste envers les savants praticiens et les médecins philosophes, dont plus tard les nombreux travaux seront loin de rester stériles.

Un grand nombre d'observations physiologiques et pathologiques ont été parfaitement décrites : une partie des causes premières du développement de la goutte, ses divers caractères, ses attaques, ses crises ont été expliqués avec profondeur; ils ont suivi pas à pas la marche et les progrès du mal, et nous avouerons que, souvent, nous avons recouru à leurs écrits pour éclairer nos recherches.

Malheureusement, la propension des hommes de génie et d'imagination à se laisser entraîner par des idées systématiques, a causé souvent de graves erreurs : après avoir recueilli quelques faits, ils croient pouvoir édifier, sans s'attacher assez scrupuleusement au nombre et au choix des matériaux.

Lorsque la chimie a fait les premières analyses des urines de l'homme, elle a découvert une substance azotée soluble, très facile à se décomposer au contact de l'air; elle a nommé cette substance *urée,* probablement parce qu'elle avait d'abord été rencontrée dans l'urine; elle a aussi trouvé et analysé une autre substance à peine soluble, qu'elle a reconnu être un acide, car elle se combinait en proportions définies avec les bases pour former des sels; elle a nommé ce corps acide *urique,* parce qu'il avait aussi été découvert d'abord dans les cédiments ou dépôts formés par les urines.

. Ces deux substances : l'urée, que l'on a pris pour le radical de l'acide urique, et l'acide urique, lui-même, n'ont aucune analogie entre elles ; elles sont bien composées d'éléments semblables, mais chacune avec des proportions toutes différentes, qui leur donnent des caractères et des propriétés entièrement distincts.

Les premières syllabes de leurs noms sont tout ce qu'ont de commun ces deux corps entre eux. C'est de là qu'est venue l'erreur de l'acidification de l'urée pour être changé en acide urique.

Quand plus tard la chimie a fait connaître que les concrétions arthéritiques, de même que les calculs de la vessie, contenaient de grandes proportions d'urates et d'acides uriques, ce dernier a été signalé presque aussitôt comme l'auteur unique de toutes les affections goutteuses ; c'est lui qui désorganiserait les tissus, qui corroderait, atrophierait certains organes, qui seul formerait des dépôts ou des concrétions articulaires, dont le contact et les engorgements causeraient les attaques et les crises. Telles sont, à quelques modifications près, les idées actuellement en vogue au sujet de la goutte.

Il restait à expliquer la présence de l'acide urique à peine soluble versé dans la circulation du sang ; et l'on a trouvé tout naturel de former cet acide avec l'urée qui est très soluble, et l'on a dit : l'urée contient proportionnellement plus d'oxygène que l'acide urique. S'il y a disette d'oxigène, si ce gaz n'arrive pas en assez grande proportion dans la circulation du sang, l'urée qui y circule sera désoxygénée, et, par là, converti en acide urique, phénomène de transformation assez curieux et d'une explication assez difficile, car nous savons très bien que la plupart des métalloïdes , des oxides métalliques et plusieurs substances organiques peuvent devenir oxa-cides par l'addition de certaines proportions d'oxygène, et hydracides avec l'addition d'hydrogène ; mais nous n'avons pas d'exemples de l'inverse, c'est-à-dire que la soustraction de l'oxygène ou de l'hydrogène pût causer l'acidification des corps où ces fluides ne seraient pas d'abord en excès.

Pour bien faire comprendre que des proportions d'oxygènes retranchées de l'urée seraient loin de produire l'acide urique, nous reproduirons ici les formules chimiques de ces deux corps.

L'acide urique est représenté par $C^{10}H^2Az^4$, 2HO, et l'urée par $C^2H\,Az^2\,O^2$, d'où l'on voit clairement qu'en ajoutant O^m à l'acide urique, quel que soit m nombre des équivalents ajoutés, on obtiendrait des composés bien différents de l'urée, et qu'il en serait de même en retranchant de ce dernier O^m, quel que soit le nombre m on serait bien loin du composé de l'acide urique.

On ne peut pas nous blâmer si nous insistons sur ce sujet. En médecine, une erreur de cette nature sur un point si important peut avoir souvent des suites funestes.

L'acide urique est un corps à peine solublé presque inerte ; l'acide carbonique même lui enlève ses bases dans plusieurs de ses urates. Comment un semblable agent peut-il causer seul la désorganisation, l'atrophiement de certains organes, causer des désordres dont les suites sont des dépôts concrets, des tophus, etc., et amener quelquefois des accès foudroyants ? Comment se neutralise-t-il, en produisant des attaques et des crises plus ou moins prolongées ? A ces dernières questions, on répond que le contact des concrétions arthéritiques et les engorgements que ces concrétions causaient, suffisaient pour produire tous ces désordres. Cependant les concrétions existaient souvent avant les crises; elle se sont augmentées depuis; comment l'effet n'est-il pas aussi permanent que les causes qui les produisent?... Il nous resterait à faire bien d'autres observations sur ce sujet, mais nous devons cesser ici nos commentaires sur une erreur que nous voudrions voir disparaître de nos écoles dans l'intérêt de l'humanité.

Ainsi, l'acidification de l'urée, l'acide urique qui en serait le résultat, selon les opinions reçues, sont donc les ennemis à combattre. On préparera des combinaisons alimentaires qui ne puissent pas absorber trop d'oxygène, pour en verser le plus possible dans la circulation du sang, afin de ne pas laisser l'urée se transformer en acide urique, danger auquel les phthisiques, surtout, devraient être le plus exposés. On réunira contre les urates et l'acide urique toutes les armes que peut fournir la thérapeutique pour les combattre, les dissoudre et les expulser.

Autrefois on avait recours aux saignées abondantes, aux sétons, aux moxas pour chasser le mal; aujourd'hui, ce seront les sudorifiques, le diurétique, les alcalins carbonatés, les dissolvants de l'acide, les toniques, et jusqu'au dangereux colchique, dont la base organique n'a pas encore été bien étudiée et dont on est loin encore d'expliquer convenablement l'action sur l'économie. Tous ces médicaments pourront, dans quelques cas, produire d'assez bons effets; mais quand on croira être parvenu au terme d'une guérison radicale, une nouvelle attaque viendra annoncer que tout reste encore à faire. La cause aura persévéré, car on aura combattu l'effet seulement.

NOUVELLE THÉORIE DE LA GOUTTE

De tous temps on a observé que la goutte ne choisissait jamais ses victimes parmi les personnes livrées à une vie active, ne prenant de nourriture que le nécessaire, et qu'elle a toujours donné ses préférences aux gastronomes, à l'obésité, aux personnes sédentaires absorbées par des travaux intellectuels ou profondément affectées moralement, ce qui l'a fait surnommer quelquefois le mal de la civilisation ; car, dans les premiers âges, cette maladie ne paraît pas avoir été connue et n'a jamais pénétré chez les peuples encore sauvages.

Ces observations sont parfaitement justes, car si les mauvaises digestions sont les causes originaires de la maladie, on comprend que l'individu dont le corps est exercé, qui ne prend que la nourriture nécessaire, doit digérer parfaitement, et que le contraire aura lieu chez les personnes chargées d'aliments, ne prenant peu ou point d'exercice corporel, et l'on concevra de même que les préoccupations intellectuelles et les affections morales ne doivent pas non plus favoriser les fonctions digestives.

Il paraît bien démontré que c'est de l'estomac que provient l'agent perturbateur, et qu'il est même le produit immédiat de ce viscère à la suite de digestions irrégulières.

La composition chimique de cet agent est en partie cause de l'erreur que nous avons signalée plus haut, il contient en effet tous les éléments de l'acide urique, mais combinés avec des proportions d'azote et d'hydrogène pour former un nouveau composé que nous ne pourrions pas encore formuler exactement, mais qui a assez d'analogie avec ce que les chimistes ont appelé le muréxide.

Les propriétés de ce composé n'ont rien de commun avec celles de l'acide urique : il est assez soluble, on peut le retirer de quelques urines très fraîches, mais il faut bien des précautions, car, au contact et sous l'influence de divers agents, il se dédouble ou se décompose avec la plus grande facilité en donnant pour résultat l'acide urique et une base alcaline très forte.

Cette grande propension à se dédoubler est sans aucun doute la cause qui le rend si délétère.

Dans les digestions normales, ce composé n'est pas abondant, il est entraîné dans les voies urinaires d'où il est sécrété, mais aussitôt mis en contact avec l'atmosphère et que l'urine où il est dissous commence à fermenter, il est dédoublé et l'acide urique se dépose ou forme des urates s'il rencontre des bases auxquelles il puisse s'unir.

Cette décomposition a quelquefois lieu dans la vessie même, sous l'influence ou avec le contact de quelques substances étrangères, et donne lieu aux calculs de la vessie.

Quelquefois ce produit de la digestion est arrêté dans les reins par suite de refroidissements ou de transpirations suspendus ou bien parce qu'il y est porté en excès, il s'y décompose alors et se sature au dépens des tissus avec lesquels il se trouve en contact en donnant lieu à des crises connues sous le nom de coliques néphrétiques, pendant lesquelles il dépose aussi des concrétions.

Quelquefois encore il est détourné des voies urinaires ou bien il est trop abondant pour y être entièrement entraîné, c'est alors qu'il est porté dans la circulation du sang et que la goutte est déclarée, s'il n'est pas sécrété immédiatement par de fortes transpirations ou neutralisé par des bases alcalines donnant des urates solubles, avant d'arriver en contact avec les organes où il exercerait ses ravages.

Dans les premières périodes de la maladie, l'agent délétère est généralement entraîné vers les extrémités où il rencontre des articulations et d'autres tissus abondants en sels calcaires dont l'influence favorise singulièrement sa décomposition ; il se dédouble alors, une partie devient acide urique, l'autre a toutes les propriétés d'une forte base ; ces deux corps agissent alors simultanément sur les organes avec lesquels ils se trouvent en contact en obéissant aux lois des doubles décompositions : c'est l'instant de la crise qui dure jusqu'à ce qu'il y ait saturation complète, ce qui donne un résidu solide composé de concrétions uratées, et des phosphates et carbonates très solubles qui sont promptement expulsés.

Plus tard, l'agent délétère peut être formé et versé en plus grande abondance dans la circulation, c'est alors surtout qu'il ne faut plus hésiter à le combattre, ni attendre que le mal passe à l'état chronique ; car cet agent se porte successivement sur la plupart des organes, surtout près des articulations, et finit par envahir toutes les parties du corps. A la suite de longues et cruelles souffrances, le système nerveux lui-même a perdu en partie sa sensibilité, la nature n'a plus la force de réagir, ce n'est plus qu'une suite d'atrophiement, de déformations, de gonflements, de désorganisations ; les tophus, les concrétions se déposent de toutes parts, les sécrétions uratées s'ouvrent passage sur plusieurs points. Arrivé à ce dernier période, il n'y a plus d'espoir ; la mort seule peut mettre un terme à un état si déplorable, et cependant notre nouveau mode curatif peut encore procurer des soulagements sensibles.

La goutte ne suit pas toujours une marche si régulière, elle dépose des concrétions quelquefois sans causer de grandes douleurs; ses symptômes sont variés, elle cause des céphalgies, des étouffements, des bourdonnements, etc., etc. Ces cas ont lieu, en général, quand l'agent délétère rencontre dans la circulation des substances sous l'influence desquelles il peut se dédoubler avant d'attaquer les organes articulaires, c'est ce qu'on appelle en médecine la goutte larvée. On pourrait toujours ramener à l'état de goutte larvée la goutte normale au moyen de bains préparés et pris opportunément.

Quant à la goutte remontée, elle ne diffère de la goutte normale que quand l'agent délétère se porte sur les organes les plus nécessaires à la vie ; elle est souvent foudroyante.

EXPOSÉ SOMMAIRE

DU

NOUVEAU TRAITEMENT DE LA GOUTTE

POUR OBTENIR UNE CURE RADICALE.

Nous partageons l'opinion généralement admise que la modération dans les aliments azotés et alcooliques, dans les travaux intellectuels, la tranquillité morale, un exercice corporel bien ménagé, des sécrétions intestinales et autres tenues bien régulières, les organisations les plus prédisposées à la goutte pourraient se garantir de cette affreuse maladie; mais quand les douleurs les plus aiguës viennent torturer le malade, il n'est plus temps de penser aux moyens hygiéniques, ni même aux remèdes internes dont l'action est toujours trop lente quand elle n'est pas impuissante. Il faut un agent énergique et prompt, il faut neutraliser et rendre inerte la substance délétère, il faut en arrêter les ravages. On ne peut avoir recours aux bases minérales alcalines libres; par absorption, elles désorganiseraient elles-mêmes les tissus à traverser avant d'atteindre le siège du mal. Il faut cependant un agent qui opère avec promptitude et c'est cet agent, substance qui n'a jamais été employée thérapeutiquement, dont nous devons la découverte en quelque sorte au hasard, à laquelle nous avóns recours et dont nous usons extérieurement pour couper les crises en arrêtant presque instantanément l'action corrosive du composé délétère.

Les douleurs dissipées, la guérison n'est pas opérée, la partie attaquée est encore tuméfiée; c'est alors que nous dirigeons nos attaques contre les concrétions, ces résidus de la crise qui peuvent causer mécaniquement quelques lésions et quelques douleurs sourdes. Il faut les dissoudre, les expulser, et nous obtenons ces résultats au moyen de bains composés *ad hoc* d'eaux minérales artificielles particulières qui ont aussi la propriété de réparer et de fortifier les parties des organes envahis, et de les préserver contre de nouvelles attaques.

Ces bains sont locaux ou généraux, selon l'étendue et le dégré de la maladie; ils doivent être continués jusqu'à ce que les articulations engorgées aient repris leur souplesse et leur élasticité naturelles, ce qui a lieu en peu de jours quand l'affection n'est pas trop ancienne.

Nous recommandons ainsi le massage et les frictions des organes affaiblis et atrophiés.

Quant au traitement interne, il est des cas particuliers où nous employons les sudorifiqnes, les diurétiques et les toniques; mais nous donnons tous nos soins à empêcher les digestions anormales qui peuvent donner lieu à la production de l'agent délétère, cause de la goutte; dans ce but, nous prescrivons l'emploi journalier, et en proportions réglées, d'un aliment usuel efficace. Indépendamment de cette précaution, nous avons un moyen infaillible pour empêcher l'agent perturbateur de se renouveler.

Nous recommandons, en outre, un régime hygiénique rationnel en rapport avec l'âge du malade et les degrés de la maladie, tant pour les exercices corporels que pour l'alimentation.

Ce nouveau traitement, que nous ne pouvons indiquer ici que sommairement, a été, dans tous les cas, couronné du succès le plus complet.

J. N. S.